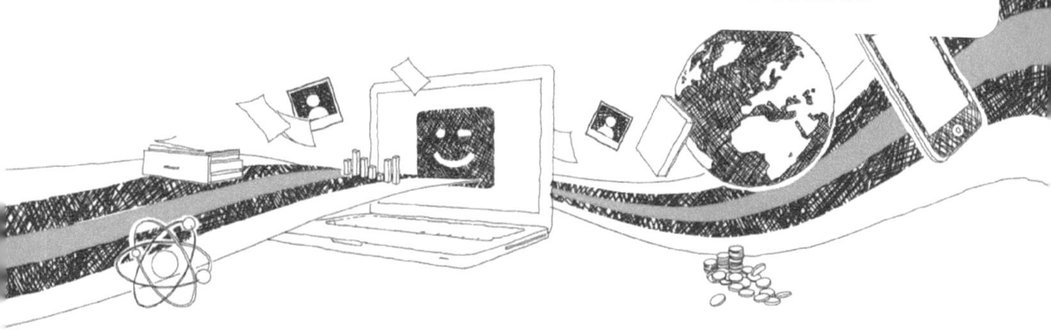

Sara Ellensohn

S.O.S. Depression - Was nun?

Information und Hilfe für Angehörige

GRIN Verlag

Bibliografische Information der Deutschen Nationalbibliothek:

Die Deutsche Bibliothek verzeichnet diese Publikation in der Deutschen Nationalbibliografie; detaillierte bibliografische Daten sind im Internet über http://dnb.d-nb.de/ abrufbar.

Impressum:

Druck und Bindung: Books on Demand GmbH, Norderstedt Germany
ISBN: 978-3-640-42181-7

Dieses Buch bei GRIN:

http://www.grin.com/de/e-book/135680/s-o-s-depression-was-nun

S.O.S. Depression – Was nun?

Information und Hilfe für Angehörige

Fachbereichsarbeit

zur Erlangung des Diploms
für den gehobenen Dienst für Gesundheits- und Krankenpflege
Feldkirch

vorgelegt von
Sara Ellensohn
Götzis, im Mai 2009

Zusammenfassung

An der Krankheit „Depression" leiden heutzutage über 100 Millionen Menschen in der ganzen Welt. Was ein Mensch in einer Depression alles durchmacht und wie er sich fühlt, wird in dieser Arbeit anhand einer Literaturrecherche und an einem Fallbeispiel aufgezeigt. Ebenso wurde ein Interview mit einem Betroffenen und seinem Angehörigen durchgeführt.

Die Depression, deren Ursachen, Symptome sowie Therapiemöglichkeiten und das Thema „Suizid" wird zum besseren Verständnis beschrieben. Es wird den Fragen nachgegangen, was Angehörige für ihren depressiven Menschen Gutes tun können und welche Ratschläge Personen im Umgang mit einem Depressiven meiden sollen. Weitere Ziele sind Hilfsangebote für Angehörige sowie die Selbstpflege.

Im Interview wurde klar beschrieben, dass die Familie für den Depressiven das Wichtigste ist. Da die Angehörigen jedoch oft vergessen werden und alleine dastehen, wird ausführlich eingegangen, wie sie ihm gut und vor allem richtig helfen können. Von den verbalen Möglichkeiten bis hin zu Bäder ist alles enthalten.

Eine wichtige Richtung für die Zukunft wäre die Selbstpflege für Angehörige. Die Informationen wurden leider nur in einer Broschüre gefunden. In den meisten Büchern wurde sie leider nicht beschrieben.

Abstract

Nowadays more than 100 million people all over the world suffer from 'depression'. The aim of this dissertation is to show how a person suffering depression feels, and what he/she experiences while depressive. A case study and literature research were both carried out. In addition there was an interview with a depressive person and his family.

For better understanding, a description of the following points has been written:

- depression
- causes of depression
- symptoms of depression
- depression therapy
- suicide.

Furthermore it discusses how relatives can help a depressed person, and what should be avoided. Other aims are offers of help for relatives and for self care.

In the interview it was clear to see that the family played the most important role for the depressive person. As relatives are often literally left "standing in the rain", much attention has been paid to ways of educating and helping them. Everything from verbal assistance to baths is included.

An important path for the future should include the self care for relatives, so that they can cope with the circumstances. Unfortunately it was not even mentioned in most books. Only one pamphlet with information was found.

Vorwort

Im Jahre 1996 erkrankte mein Vater an der am häufigsten auftretenden psychischen Erkrankung „Depression“. Es war für meine Mutter und mich sehr schwer, dieses Krankheitsbild zu verstehen. Wir wussten nicht richtig wie wir mit einem vorher fröhlichen und lustigen Vater und Ehemann, der nun zu Tode betrübt war, umgehen sollten. So richtig verloren fühlten wir uns, denn es drehte sich alles um den „Erkrankten“. Wir als Angehörige wurden „vergessen“. Bücher und Zeitschriften halfen uns auch nicht wirklich weiter, was wir unserem Matthäus Gutes tun hätten können.

Aus diesem Grund habe ich mich entschlossen, meine Arbeit speziell an die Angehörigen von Menschen mit einer Depression zu richten. Die Informationen sollen Ihnen weiterhelfen, damit sie sich nicht so hilflos und nutzlos fühlen.

Eine solche Arbeit ist immer mit einem Lernprozess verbunden, der positiv von Menschen unterstützt wurde, die mich ermutigten, mir über Hürden halfen und sich für das Thema meiner Arbeit interessierten.

Mein besonderer Dank gilt DGKS Sommerbauer Sieglinde – akademische Lehrerin im Gesundheitswesen, die sich bereit erklärt hat, meine Arbeit zu betreuen.
Bedanken möchte ich mich auch bei meinem Vater und meiner Mutter über die offenen und ehrlichen Informationen, die sie mir gegeben haben.
Für die Bereitschaft des Korrekturlesens sage ich meinem Vater Vergeltsgott.
Meiner Familie und meinen Freunden danke ich für ihr Verständnis und die Sicherheit, die sie mir während meiner gesamten Ausbildungszeit entgegengebracht haben.

Inhaltsverzeichnis

1 Einleitung 1

2 Methodik 4

3 Depression 5

3.1 Definition „Depression“ 5

3.2 Ursachen für eine Depression 7

3.2.1 Faktoren für die Entstehung einer Depression im Altertum 7

3.2.2 Gründe für die Entstehung einer Depression im 20. Jahrhundert 7

3.2.2.1 Biologische Ursachen 7

3.2.2.2 Psychologische Ursachen 8

3.2.2.3 Soziale Ursachen 9

3.3 Symptome einer Depression 10

3.4 Suizid 12

3.5 Behandlungen der Depression 15

3.5.1 Psychotherapie 15

3.5.2 Soziotherapie 16

3.5.3 Physiotherapie 16

3.5.4 Spezielle Depressionsbehandlungen 16

3.5.4.1 Schlafentzug 16

3.5.4.2 Lichttherapie 17

3.5.4.3 Elektrokrampftherapie 17

3.5.5 Pharmakotherapie 17

3.6 Unterstützungsmöglichkeiten der Angehörigen 20

3.7 Ratschläge, die „Schläge“ für den Betroffenen sind 27

3.7.1 Interview mit meinem Vater, der an einer Depression erkrankt war 30

3.7.2 Interview mit meiner Mutter, die die Depression ihres Mannes miterlebt hat 32

3.8 Hilfsangebote für Angehörige in Vorarlberg 34

3.8.1 Internetseiten 34

3.8.2 Institutionen 34

3.9 Tipps für Angehörige, um selber gesund zu bleiben 36

4 Fazit 38

5 Literaturverzeichnis 40

6 Abbildungsverzeichnis 43

1 Einleitung

Ein Mensch, der an einer Grippe erkrankt ist oder starke Migräne hat, bleibt selbstverständlich zu Hause. Wenn man sich jedoch niedergeschlagen fühlt, einem alles schwer fällt, jede Anforderung wie ein großer Berg vor einem steht oder sich nicht mehr freuen kann, schleppt man sich qualvoll zur Arbeit. Der Mensch versucht wie immer weiterzumachen, bis zu dem Zeitpunkt, an dem es wirklich nicht mehr geht – Diagnose: „Depression“ (Nuber 1994 S: 20).

Die Krankheit „Depression“ ist weltweit das gefährlichste, teuerste und tödlichste Krankheitsbild (Dahlke 2006 S: 22). Es wird geschätzt, dass heute über 100 Millionen Menschen in der ganzen Welt daran leiden (Gilbert 1999 S: 23).

Wie sich ein Mensch fühlt, der an Depression erkrankt ist und was er alles durchgemacht hat, möchte ich Ihnen an dem Fallbeispiel meines Vaters aufzeigen. Er beschreibt folgendes:

„Nach mehr als 30 jähriger Lehrer- und Leitertätigkeit an der Volksschule stand ich am Morgen in der Schulklasse und konnte auf einmal nicht mehr unterrichten. Ich versuchte es immer wieder - aber es gelang mir nicht. Sogar im Fach Leibesübungen hatte ich Probleme mit den Kindern zu turnen und zu spielen.
Ich war kraft- und antriebslos, konnte nicht mehr schlafen, hatte Existenzängste und keinen Appetit mehr. Ich lag den ganzen Tag auf dem Kanapee, starrte an die Decke und grübelte über das Leben nach. Mein Kopf war wie eine Drehscheibe - es kamen immer wieder die gleichen Gedanken.
Zu Hause erzählte ich es meiner Frau und meiner Tochter und in der Schule suchte ich das Gespräch mit meinen engsten Lehrerkollegen. Sie rieten mir einen Arzt aufzusuchen und ein Gespräch mit ihm zu führen. Der Arzt verschrieb mir einige verschiedene Antidepressiva, die sich gedanklich immer wieder anders auswirkten. Das reichte von schlimmen Gedanken bis hin zu suizidalen Vorstellungen. Durch das Medikament „Valium“ war ich gelöster und konnte mich wieder den Menschen zuwenden. Da „Valium“ jedoch ein starkes Nervenmittel ist und es keine Lösung war,

es immer wieder zu nehmen, habe ich mich entschlossen, dieses Medikament abzusetzen.
Der Arzt schrieb mich dann krank und empfahl mir die Krankenheilstätte „Valduna" aufzusuchen, was ich jedoch wegen des abschreckenden Namens „Valduna" – früher genannt Irrenanstalt – nicht befolgte. Ich suchte ein anderes Krankenhaus in Vorarlberg auf und wurde dort von einem Psychiater untersucht und begleitet. Weil jedoch auch hier kein Erfolg vorauszusehen war, entschloss ich mich doch das Landesnervenkrankenhaus aufzusuchen. Da eine meiner Lehrerkolleginnen mit dem Oberarzt der Psychiatrie verheiratet ist, untersuchte dieser mich, und ich konnte bei ihm eine Gesprächstherapie durchführen. Diese Therapiestunden halfen mir sehr viel und ich wurde von Gespräch zu Gespräch lockerer. Nach meinem 14-tägigen stationären Aufenthalt suchte ich auch danach noch gerne meinen inzwischen gewordenen Freund der Psychiatrie auf. In wöchentlich regelmäßigen Gesprächen fühlte ich mich von Sitzung zu Sitzung immer besser.
So konnte ich dann nach einem halben Jahr Krankenstand meinen Beruf als Lehrer und Leiter wieder ausüben.
Sehr viel hat mir dabei meine Familie geholfen und mich durch diese schwere Zeit begleitet. Ich bin ihnen sehr dankbar dafür und weiß, dass ich es ohne sie niemals geschafft hätte aus diesem schwarzen Loch wieder herauszukommen.
Diese Zeit war für meine Familie sicherlich sehr schwer, da sie nicht genau gewusst haben, wie sie mit einem vorher liebevollen, lustigen Ehemann und Vater und nun mit einem grübelnden, zu nichts motivierenden Menschen richtig umgehen sollen."

Aus diesem Grund habe ich mich für dieses Thema entschlossen, um den hilflosen und verzweifelten Angehörigen eine hoffentlich hilfreiche Information über die Krankheit „Depression" selbst und den Umgang damit zu geben.

Ich habe mich für *folgende Forschungsfragen* entschieden:

1. Welche Möglichkeiten stehen Angehörigen zur Verfügung, um Personen mit einer Depression zu unterstützen?
2. Welche Ratschläge sind Schläge für den Betroffenen?
3. Welche Unterstützungsmöglichkeiten gibt es in Vorarlberg für Angehörige?
4. Welche Regeln sollten Angehörige im Umgang mit depressiven Personen beachten, damit sie sich nicht überfordern?

Um diese Forschungsfragen zu beantworten, habe ich mich für eine Literaturarbeit entschlossen. Ebenso interviewte ich meinen Vater, der selbst an einer Depression erkrankt war und meine Mutter als Angehörige.

2 Methodik

Das Ziel dieser Fachbereichsarbeit ist es, Informationen für Angehörige von Menschen mit einer Depression zu geben. Dabei wird auf das Krankheitsbild selbst eingehen, welche Möglichkeiten es gibt dem „Depressiven“ zu helfen und was die Angehörigen vermeiden sollen. Ebenso werden die verschiedenen Unterstützungsmöglichkeiten für Angehörige in Vorarlberg erwähnt. Zum Schluss werden Informationen zum Thema „Selbstpflege“ gegeben, damit man nicht selbst in dieses tiefe Loch der Depression fällt.

Bei meiner Methodikwahl entschied ich mich für eine Literaturarbeit und zusätzlich noch für zwei Interviews.

Ich bin bei der Literaturrecherche wie folgt vorgegangen: Am Anfang suchte ich zu Hause was für Bücher und Prospekte wir hatten. Anschließend ging ich in die Schul-Mediathek in Feldkirch und in die Landesbibliothek in Bregenz. Weiters forschte ich im Internet nach brauchbaren Informationen.

<u>Suchprotokoll:</u>

Suchinstrument	Sucheingabe	Treffer	Relevante Treffer
Google	Depression und Angehörige	1.090.000	2
Google	Depression und Ernährung	453.000	2
Google	Depression und Suizid	87.500	1
Google	Beschäftigungstherapie und Depression	6100	1
Hausbibliothek	-	-	13
Landesbibliothek	Depression	132	5
Landesbibliothek	Depression und Angehörige	5	2
Schulmediathek	Depression	58	4

3 Depression

In diesem Kapitel wird der Begriff „Depression“ definiert, die Ursachen, Symptome, Therapiemöglichkeiten und das Thema „Suizid“ beschrieben. Ebenso werden auf die Unterstützungsmöglichkeiten für Angehörige, welche Ratschläge sie meiden sollten, Hilfsangebote für Angehörige in Vorarlberg und auf die Selbstpflege eingegangen.

3.1 Definition „Depression“

Seit Menschengedenken gibt es den Begriff „Depression“. Dass dies ein besonderer psychischer Zustand ist, definierte der griechische Arzt Hippokrates vor ungefähr 2400 Jahren als „Melancholie“. Der Begriff „Melancholie“ bedeutet wörtlich im Griechischen „Schwarzgalligkeit“. Das Wort „Depression“ lässt sich vom lateinischen „deprimere“ → „niederdrücken“ - ableiten (Gilbert 1999: S 23).

Depression bedeutet in der Psychiatrie nicht nur Frustration, Traurigkeit, Unglücklichkeit oder Deprimiertheit. Es ist eine Krankheit, bei der der Mensch in seinem Erleben und Funktionieren gestört ist (Michel 1989: S 59). Erlebt ein Mensch Frustration und Unglücklichkeit, so kann er lernen, dies zu überwinden. Verliert eine Person einen lieben Menschen, „heilt meist die Zeit die Wunden“. Eine Depression jedoch kann man nicht einfach überwinden, überspielen, verdrängen oder ausschalten. Sie verändert den Betroffenen seelisch, körperlich, zwischenmenschlich und leistungsmäßig-beruflich. Der Kranke kann das Leben nicht mehr so weiterführen wie bisher, da alle Lebensbereiche beeinträchtigt sind (Faust 2002: S 3).

Das **US-amerikanische Klassifikationssystem DSM-IV** (Diagnostisches und Statistisches Manual Psychischer Störungen IV. überarbeitete Auflage) definiert eine Depression nach bestimmten Kriterien und Zeitverläufen mit typischen Krankheitszeichen. Je nachdem wird dann die Depression verschieden eingeteilt. Man unterscheidet dabei die *Major Depression*, welche auf Deutsch übersetzt die typische Depression ist. Sie zeigt

Symptome wie depressive Verstimmung, Schlaflosigkeit oder vermehrter Schlaf, Entscheidungsunfähigkeit, Verlust an Freude, Gefühl der Wertlosigkeit, usw. auf. Ebenso gibt es die *Bipolare Störung*, die durch das abwechselnde Auftreten zweier Stimmungspole – nämlich der typischen Depression oder der manischen Episode mit krankhafter Hochstimmung – charakterisiert ist.
Und dann gibt es noch die *dysthyme Störung oder Depressive Neurose*, welche durch eine depressive Verstimmung, wenig oder zuviel Schlafbedürfnis, niedriges Selbstwertgefühl, wenig Energie, usw. gekennzeichnet ist.

Die Weltgesundheitsorganisation (WHO) und ihre **Internationale Klassifikation psychischer Störungen** (ICD-10) teilt die Depression in verschiedene Begriffe ein:
Der erste Begriff ist die *Depressive Episode*, welche eine depressive Stimmung von abnormem Ausmaß ist, mindestens zwei Wochen andauert und fast täglich belastet.
Der zweite wichtige Begriff ist die *rezidivierende depressive Störung*. Hier wiederholen sich die depressiven Episoden, und der Betroffene ist dazwischen mindestens zwei Monate beschwerdefrei.
Von *bipolaren affektiven Störungen* spricht man dann, wenn sich depressive Zustände mit manischen abwechseln. Eine Manie ist eine gehobene (heitere oder gereizte) Stimmung (Faust 2002: S 19f).

Beim Durchlesen von verschiedener Literatur wurden keine wirklichen Unterschiede bei der Frage, was eine Depression ist, der einzelnen Autoren gesehen. Jede geht auf die gleiche Antwort anhand der unterschiedlichen Klassifikationen hinaus.

Als nächstes werden die verschiedenen Gründe für die Entstehung einer Depression erläutert.

3.2 Ursachen für eine Depression

Natürlich will jeder Betroffene wissen, was die Ursache für seine Depression ist. Heute ist geklärt, dass es in den meisten Fällen nicht nur einen Grund dafür gibt. Fast immer treffen mehrer Faktoren aufeinander, die dann zu einer Depression führen.

3.2.1 Faktoren für die Entstehung einer Depression im Altertum

Wie schon in der Definition erwähnt, heißt das griechische Wort für Depression „Melancholie". Dies kommt daher, weil die Griechen davon überzeugt waren, dass der Körper eines depressiven Menschen - wie bereits erwähnt - zu viel schwarze Galle in sich hat. Die Ursachen dafür, so meinten sie, sind Menschen, die von Natur aus mehr schwarze Galle produzieren. Ebenso glaubten die Griechen, dass Belastungen, gewisse Ernährungsformen und der Wechsel der Jahreszeiten das Maß an schwarzer Galle im Körper beeinflusst. So kamen sie zu der Feststellung, dass wir Menschen von verschiedenen Dingen durcheinander gebracht werden können, welche dann den Körper durcheinander bringen, und dadurch mehr schwarze Galle entsteht (Gilbert 1999: S 31).

3.2.2 Gründe für die Entstehung einer Depression im 20. Jahrhundert

Heute weiß man, dass depressives Leiden meistens dann auftritt, wenn mehrere Ursachen zusammentreffen. Die drei Hauptursachen sind die biologischen, psychischen und sozialen Faktoren.

3.2.2.1 Biologische Ursachen

Es gibt kein bestimmtes Gen, welches eine Depression verursacht. Es ist erwiesen, dass eine „genetische Prädisposition" eine Rolle in der Entstehung dieser Krankheit spielt. Das heißt, wenn einer in der Familie an einer Depression leidet, sind die anderen Familienmitglieder anfälliger dafür (Yapko 2003: S28).

Ebenso können die beiden Neurotransmitter Serotonin und Noradrenalin, die für die Steuerung der Stimmung und der psychomotorischen Aktivität zuständig sind, verantwortlich für die Entstehung einer Depression sein. Ihre Aufgabe im limbischen System ist die Übertragung elektrischer Botschaften. Die biologische Forschung hat herausgefunden, dass bei vielen depressiven Störungen eine Unteraktivität dieser beiden Impulsüberträgersysteme im Gehirn vorliegt. Es könnte sein, dass diese Stoffe zu wenig produziert werden oder verstärkt in die Zelle zurückwandern. Somit können nicht so viele Impulse zur nächsten Nervenzelle ausgelöst werden. Die Ursache für diese funktionelle Störung hat die Wissenschaft jedoch noch nicht herausgefunden (Michel 1989 S: 61).

Körperliche Krankheiten können auch eine biologische Ursache sein. Hier ist es jedoch schwer zu sagen, ob die körperliche Krankheit selbst oder die dabei entstandenen seelischen Folgen der Auslöser ist. Manche Krankheiten stören die Hirndurchblutung, den Hormonhaushalt oder Stoffwechselvorgänge. Hierzu zählen schwere Leber-, Herz- und Gefäßerkrankungen, Erkrankungen des Gehirns, ausgeprägte hormonelle Krankheiten, Blutarmut, usw. Im Ganzen gesehen spielen jedoch diese Krankheiten als Ursache für die Entstehung einer Depression eine untergeordnete Rolle.

Nicht zu vergessen sind verschiedene Medikamente, die bei einer längeren Einnahme zu depressiven Verstimmungen führen. Dazu gehören Schlafmittel, einige Medikamente zur Senkung des Blutdrucks, bestimmte Schmerzmittel, Mittel gegen Parkinson, Cortisonpräparate, usw. Die „Pille“ kann bei bis zu 50 Prozent der Frauen Depressionen verursachen (Zehentbauer 2001 S: 143f).

3.2.2.2 Psychologische Ursachen

Der Charakter und die Persönlichkeit eines Menschen können ebenfalls zur Entstehung einer Depression beitragen. Damit ist gemeint, dass es Menschen gibt, die an sich selbst zu hohe Erwartungen stellen. Diese können sie dann nicht erfüllen und somit kommt es zu einer Enttäuschung und Niedergeschlagenheit. Depressionen können auch eine Reaktion auf Stress und Überforderung sein. Wissenschaftler haben festgestellt, dass in der Zeit, in welcher besonders viele und schwerwiegende Ereignisse aufeinander kommen, der Mensch mit einem depressiven Zusammenbruch reagiert (Hautzinger 1999 S: 19f).

3.2.2.3 Soziale Ursachen

Häufig treten Depressionen auf Grund von zwischenmenschlichen Beziehungen auf. Ein Auslöser hierfür könnte der Tod eines geliebten Menschen, das Scheitern einer Beziehung oder einer Ehe, Verrat durch Freunde, Konflikte am Arbeitsplatz usw. sein (Yapko 2003 S: 29).

Zusammenfassend kann man sagen, dass es eine Reihe von Gründen gibt, warum eine Depression entstehen kann. Bei einer Person ist das Soziale die Ursache, bei einer anderen die Botenstoffe im Gehirn. Meistens jedoch treffen mehrere Auslöser aufeinander, die dann das Fass zum Überlaufen bringen und somit die Krankheit ausbricht.

Wobei der Beginn einer Depression nicht immer gleich von Angehörigen wahrgenommen werden kann, wird daher nachfolgend auf das Erkennen einer Depression eingegangen.

3.3 Symptome einer Depression

Eine Depression zu erkennen ist oft nicht leicht, da sie sich durch viele Beschwerden bemerkbar machen kann. Bis heute gibt es keine Labortests oder sonstige Verfahren, um die Diagnose zu stellen. Daher wird bei der Hälfte der Depressiven die Krankheit erst viel zu spät diagnostiziert (Dahlke 2006 S: 144).

Warnende Symptome können sein:

- Veränderung ihres Schlafes in Form von Ein- und Durchschlafstörungen und frühes Erwachen mit „Berg auf der Brust und Panik vor dem neuen Tag“
- Gefühl von müde, antriebslos, energielos und rascher Erschöpfbarkeit (Faust 2002 S: 12)
- Appetitmangel
- Mangel an Lebensfreude und emotionaler Energie
- Verlust von Begeisterungsfähigkeit und Elan
- Suizidgedanken
- Libidoverlust
- Unerklärliche Angstzustände, wie etwa, dass sie die einfachsten Dinge nicht mehr bewältigen können
- Verlust des Selbstwertgefühls
- Neigung, alle Schuld bei sich zu suchen

Die Betroffenen können aber auch unspezifische Symptome, wie Rückenschmerzen, Kopfschmerzen, Übelkeit und Schwindel aufweisen. Einige Menschen mit Depression überdecken ihre Gefühle, indem sie zum Beispiel Niedergeschlagenheit mit Heiterkeit und Fröhlichkeit überspielen. Dies erschwert dann natürlich die Diagnostik umso mehr. Am deutlichsten wird die Depression durch Aussagen wie:

- Ich fiel in ein dunkles Loch.
- Alle Gefühle verließen mich.

- Ich fühle mich wie ein wandelnder Leichnam.
- Ich empfinde es als unerträglich, dass mein Körper lebt, während mein Geist tot ist.
- Es gibt absolut keine Hoffnung mehr, nicht einen Funken (Dahlke 2006 S: 144ff).

Abschließend schreibt Hautzinger (1999 S: 10), dass diese verschiedenen Symptome nicht gleichzeitig auftreten und auch nicht bei allen Personen gleich sind. Der eine leidet mehr unter dem einen, der andere mehr unter dem anderen Symptom. Es gibt verschiedene Formen und Erscheinungsbilder depressiver Störungen, in denen eine Depression auftreten kann.

Da einige Personen mit Depression den „Suizid“ als einzige Lösung sehen, wird nachfolgend auf das Thema „Suizid“ eingegangen.

3.4 Suizid

„ Warum lachen, wenn man weinen möchte?
Warum fröhlich sein, wenn man traurig ist?
Warum reden, wenn man schweigen möchte?
Warum zusammen sein, wenn man alleine sein möchte?
Warum leben, wenn man sterben möchte?“ (Deborah 2006 S: 9)

Reiners (2008 S: 23) vergleicht die Depression mit einer Infektion mit oft tödlichem Ausgang. Der Mensch mit einer Depression erhofft durch den Tod die Erlösung von seiner Qual. Da er nicht an einer Krankheit leidet, die von selbst zum Tod führt, muss er das Sterben selber in die Hand nehmen. Dies ist ein furchtbarer, gewaltsamer Tod – nämlich der Tod von eigener Hand.

Der lateinische Begriff „Suizid“ heißt übersetzt „Selbsttötung“. 25% der Menschen, die an einer Depression leiden, haben schon einmal versucht sich das Leben zu nehmen. 15% sind an diesem Suizid gestorben.

Für viele Hinterbliebene kommt die Selbsttötung oft unerwartet. Sie sind der Meinung, dass es keinerlei Anzeichen dafür gab. Ein Suizid kommt jedoch nicht „aus heiterem Himmel“. Der Betroffene ist davor lange Zeit die präsuizidale Entwicklung durchgelaufen.

Die **präsuizidale Entwicklung** läuft normalerweise in drei Schritten ab:

1. *Stadium: Erwägung*

   Der Suizid wird als mögliche Lösung der Qualen und Probleme ins Auge gefasst.

2. *Stadium: Ambivalenz*
   In diesem Stadium stehen sich die selbsterhaltenden und selbstzerstörerischen Kräfte gegenüber. Hier kommt es häufig zu direkten Selbststötungsankündigungen, was für den Betroffenen ein Hilferuf ist.
3. *Stadium: Entschluss*
   Nun hat sich dieser Mensch für eine Lösung entschieden, die entweder das weiterleben oder den Suizid betrifft. Dadurch wirkt der Betroffene entspannter, da er ja jetzt weiß, was er machen wird. Für die Menschen in seiner Umgebung schaut diese Ruhe so aus, dass sie meinen, dass keine akute suizidale Bedrohung mehr besteht. Doch dabei handelt es sich oft um die „Ruhe vor dem Sturm". Der betroffene Mensch macht keine direkten Suizidankündigungen mehr, sondern eher indirekte Andeutungen (Meise / Sulzenbacher 2006).

Risikofaktoren für eine suizidale Handlung können sein:

- frühere Suizidversuche
- suizidale Handlungen in der Familie und Umgebung
- Selbstmorddrohungen
- Vorstellung und Vorbereitung des Suizids
- plötzliche Ruhe
- Äußerungen: „Jetzt ist alles klar, alles gelöst, alles leicht"
- Schlechte soziale Integration, Beziehungsprobleme, Trennungserlebnisse, Arbeitslosigkeit, Therapeutenwechsel (Zapotoczky 1992 S: 32)

Eine besonders gefährliche Zeit ist, wenn die Antidepressiva schon zu einer Antriebssteigerung, aber noch nicht zu einer Stimmungsaufhellung geführt haben (Menche et al. 2004 S: 1342).

Lange Zeit dachten die Leute, dass man mit Menschen in einer Depression ja nicht über das Thema Suizid sprechen sollte. Sie meinten, dass sie dadurch nur auf die Idee kommen könnten, dies zu tun. Das ist jedoch vollkommen falsch, weil eigentlich jeder Depressive an Suizid denkt und es für ihn eine Erleichterung ist, wenn er darüber reden kann. Wichtig ist, dass der depressive Angehörige schnell in eine ärztliche Behandlung kommt, da dort speziell die Suizidgedanken und –absichten behandelt werden (Pöldinger S: 9ff).

Zusammenfassend lässt sich festhalten, dass ein Selbstmord nie plötzlich kommt, sondern der Betroffene Andeutungen machen wird. Die Angehörigen sollten hellhörig sein, sofort reagieren und ihn zu einem Arzt bringen.

Faust (2003 S: 167) hat in seinem Buch zwei wichtige Merksätze stehen:

> „Selbstmörder ist man lange, bevor man Selbstmord begeht".
> „Selbstmord, das ist die Abwesenheit der anderen".

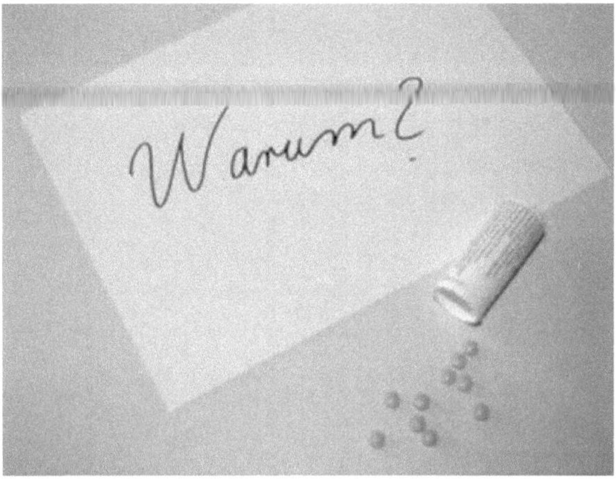

Abb. 1: „Suizid"

Damit es nicht so weit kommt und der Mensch mit einer Depression bald wieder gesund ist, muss er therapeutisch behandelt werden. Im nächsten Kapitel erfahren Sie, welche Therapiemöglichkeiten es bei der Krankheit „Depression" gibt.

3.5 Behandlungen der Depression

Bei der Behandlung der Depression gibt es fünf verschiedene Therapiesäulen, die jedoch nicht alle gleichzeitig verwendet werden.

1. Psychotherapie
2. Soziotherapie
3. Physiotherapie
4. Spezielle Depressionsbehandlungen
5. Pharmakotherapie (Faust 2002 S: 25)

Nun werden die fünf Therapiesäulen im Einzelnen beschrieben.

3.5.1 Psychotherapie

Die Psychotherapie hat eine große Bedeutung in der Behandlung der Depression – besonders die „Kognitive Verhaltenstherapie". In dieser Therapie wird besonders an den Gedanken und am Verhalten des Depressiven gearbeitet. Dabei will der Psychotherapeut erreichen, dass der Patient nicht mehr so negativ über sich und seine Situation denkt und wieder mehr am Leben teilnimmt. Oft wird dazu ein genauer Tagesplan zusammen mit dem depressiven Menschen erarbeitet.

Die zwei großen Ziele der Psychotherapie sind: Der Patient soll aus der momentanen Depression herauskommen. Ebenso sollte er nicht in eine erneute Depression fallen. Der Depressive lernt sich selbst zu beobachten, um frühzeitig die Gedanken, Gefühle und körperliche Symptome zu erkennen und somit nicht noch einmal in dieses tiefe, dunkle Loch zu fallen (Lenz 2007 S: 211).

Eine Ergänzung zur Gesprächstherapie wäre die Beschäftigungstherapie. Durch den Umgang mit verschiedenen Techniken und Werkstoffen wie zum Beispiel Töpfern, Malen,... erkennt der Patient neue Fähigkeiten bei sich, lernt dadurch wieder mit anderen Menschen in Kontakt zu treten, Spannungen und Ängste abzubauen und Mut zu schöpfen, neue Dinge auszuprobieren. Nach der Arbeit werden die dadurch ausgelösten Gefühle besprochen (Imedo April 2009).

3.5.2 Soziotherapie

In der Soziotherapie geht es um die Angehörigen des Menschen, der an einer Depression erkrankt ist. Sie lernen dabei, wie sie mit dem Depressiven umgehen sollen. Auf dieses Thema wird in Kapitel 3.6 ab Seite 20 näher eingegangen.

3.5.3 Physiotherapie

Das Ziel der Physiotherapie ist es, den Menschen zu entspannen, aber auch zu kräftigen und zu aktivieren. Hilfreich ist zum Beispiel eine Massage, Bäder mit bestimmten Zusätzen, Laufen, Radfahren, Schwimmen, Yoga, Atemübungen... Besonders wichtig ist ein Spaziergang bei Tageslicht in der freien Natur (Faust 2002 S: 25).

3.5.4 Spezielle Depressionsbehandlungen

Zu den speziellen Depressionsbehandlungen zählen der Schlafentzug, die Lichttherapie und die Elektrokrampftherapie. Diese werden nun nachfolgend genauer erklärt.

3.5.4.1 Schlafentzug

Im ersten Moment denken sich sicher viele, dass diese Art der Therapie paradox ist, da ja ein Mensch mit einer Depression ohnehin an Schlafstörungen leidet. Doch dieser therapeutische Schlafentzug führt oft zu einer zeitlich begrenzten Stimmungsaufhellung (Lenz 2007 S: 212). Angstzustände lösen sich, die Selbsttötungsneigung ist geringer, der Patient fühlt sich freier, ist optimistischer und wird aktiver (Faust 2002 S: 59). Um dies zu erreichen, muss der Depressive die ganze oder zumindest die halbe Nacht wach bleiben und darf auch am darauf folgenden Tag bis zum Abend nicht einschlafen. Oft wird diese Therapie als Unterstützung bis zum Wirkungseintritt der Antidepressiva verwendet. Sie reicht jedoch nicht als alleinige Therapie aus und sollte nur unter ärztlicher Aufsicht erfolgen (Lenz 2007 S: 212).

3.5.4.2 Lichttherapie

Die Lichttherapie ist eine sehr einfache Behandlung, die selten eine Nebenwirkung hat. Der Betroffene muss dabei mindestens eine halbe Stunde täglich unter einem sehr hellen Licht einer Speziallampe sitzen (Lenz 2007 S: 212). Ein Spaziergang bei Tageslicht ist jedoch immer noch das Beste, da diese Lampe nie so viel Helligkeit erreicht. Wichtig bei dieser Therapie ist, dass sie regelmäßig angewendet wird und somit auch einen Rückfall verhindert (Faust 2002 S: 60).

3.5.4.3 Elektrokrampftherapie

Bei der Elektrokrampftherapie – früher „Elektroschocktherapie" genannt – löst man künstlich einen epileptischen Anfall aus. Für diese Anwendung wird der Patient in eine Kurznarkose versetzt, damit er schmerzfrei ist. Währenddessen bekommt er Sauerstoff. Diese Therapie hat bis heute noch einen schlechten Ruf, denn sie wurde als Bestrafung ohne Narkose eingesetzt. Heute jedoch gilt die Elektrokrampftherapie als eine sehr wirksame und nebenwirkungsarme Behandlungsmethode (Lenz 2007 S: 212).

3.5.5 Pharmakotherapie

Eine sehr wichtige Rolle in der Therapie von Depressionen sind die Antidepressiva. Dahlke (2006 S: 438) zitierte in seinem Buch, den selbst von einer schweren Depression getroffenen Autor Solomon, folgenden Satz:

> „Antidepressiva abzulehnen ist so lächerlich, als zöge man heutzutage hoch zu Ross in den Krieg."

Antidepressiva sind chemische Stimmungsaufheller und haben somit eine „depressionslösende" Wirkung (Lenz 2007 S: 210). Damit ist aber nicht gemeint, dass sie die Depression heilen, sie helfen nur damit besser zurechtzukommen. Antidepressiva hellen die Stimmung auf und haben einen positiven Einfluss auf depressive Symptome wie Antriebslosigkeit, Angst, Appetitverlust, Libidoverlust und Schlafstörungen. Antidepressiva werden in unterschiedliche Gruppen eingeteilt. Die am häufigsten verwendete Gruppe sind die Serotonin-Wiederaufnahmehemmer, kurz SSRI. Sie wirken, indem sie die Konzentration des Neurotransmitters Serotonin, der hauptsächlich für den Schlaf-Wach-Rhythmus und die Stimmung verantwortlich ist, erhöhen (Yapko 2003 S: 40 ff). Wichtig zu wissen ist, dass orale Antidepressiva nicht sofort wirken. Es dauert zwischen zwei bis sechs Wochen, bis die Wirkung eintritt. Ebenso ist es nicht einfach, auf Anhieb das „Richtige Antidepressivum" für sich zu finden. Oft werden einige ausprobiert, bis das am Besten wirkende gefunden ist (Lenz 2007 S: 210). Die Nebenwirkungen sind vor allem Übelkeit, Kopfschmerzen und Zittern (Yapko 2003 S: 46 f). Antidepressiva müssen nach Abklingen der depressiven Phase noch vier bis neun Monate genommen werden, um eine erneute Depression vorzubeugen. Sie weisen kein Suchtpotenzial auf (Lenz 2007 S: 210).

Ein wichtiges pflanzliches Antidepressivum ist das Johanniskraut, welches wissenschaftlich anerkannt ist. Diese Heilpflanze wird auch „Lichtbringer" für die Seele genannt, da sie die einzige Pflanze ist, die Licht aufnehmen, umwandeln und speichern kann und es somit an den Menschen weitergibt. Verwendet wird das Johanniskraut bei leichten bis mittelschweren Depressionen. Eingenommen wird diese Pflanze in Form von Tee, homöopathischen Zubereitungen oder Fertigarzneimitteln. Das Johanniskraut ist gut verträglich und weist praktisch keine Nebenwirkungen auf. Zu erwähnen ist, dass bei einer extremen Überdosierung die Betroffenen für eine Woche das UV-Licht vollständig meiden sollten, da sie dadurch empfindlicher sind (Adler, Selling 2008 S: 426 ff).

Zusammenfassend kann gesagt werden, dass sich die Depression niemals nur mit einer Therapie heilen lässt. Ebenso wichtig ist es, die Therapie konsequent durchzuführen, wie die nachfolgende Grafik verdeutlicht.

Ohne Therapie:

Depressionen sind langwierige und hartnäckige Erkrankungen. Unbehandelt dauern sie oft Monate und kehren nach immer kürzer werdenden Phasen der Besserung zurück.

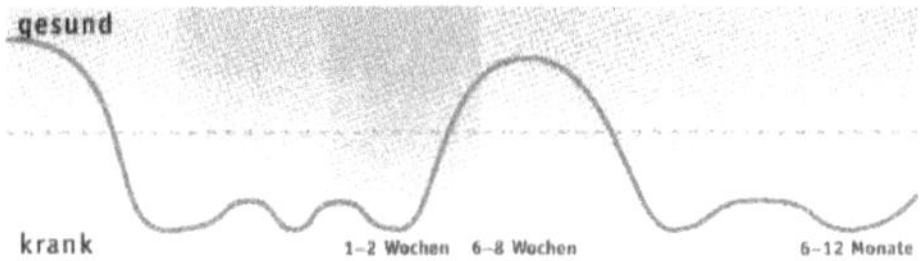

Konsequente Behandlung:

ist die Voraussetzung für die Gesundung. Es ist sehr wichtig, daß Sie die Behandlung über den vom Arzt empfohlenen Zeitraum durchführen und nicht bereits dann damit aufhören, wenn Sie sich „gesund" fühlen.

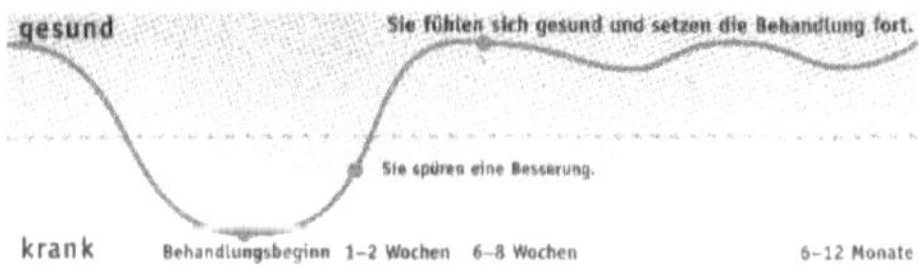

Vorzeitiger Therapie-Abbruch:

kann einen Rückfall zur Folge haben. Nur der Arzt kann beurteilen, wann Sie geheilt sind!

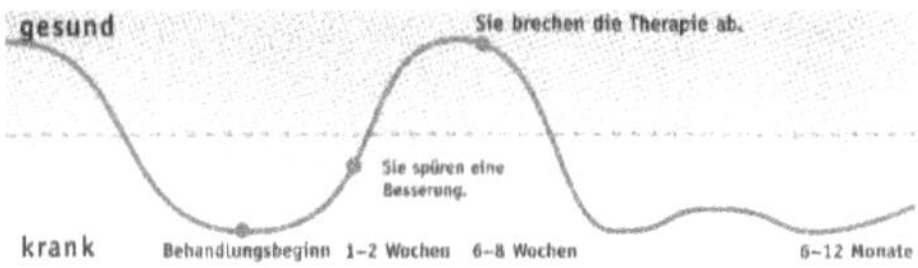

Abb. 2: „Lundbeck Arzneimittel"

Auf den folgenden Seiten wird nun auf die Forschungsfragen eingegangen. Als erstes wird die Frage beantwortet, was Angehörige machen können, um die Person mit einer Depression zu unterstützen.

3.6 Unterstützungsmöglichkeiten der Angehörigen

Es gibt einige Untersuchungen, in denen festgestellt wurde, dass es einen Zusammenhang mit Depression und Familie gibt. Damit ist folgendes gemeint: Wenn die Familie den Angehörigen mit einer Depression wenig unterstützt, so dauert die Depression länger, hat ein höheres Rückfallrisiko und ebenso ein erhöhtes Suizidrisiko (Wolfersdorf 1997 S: 38).

Wichtig ist, dass man mit dem depressiven Angehörigen mitfühlend, liebevoll und bestimmt umgeht. Man sollte ihm auf keinen Fall die Schuld an seiner Depression geben (Yapko 2003 S: 96). Denn die Depression ist eine Krankheit, bei der es keinen Schuldigen gibt, die gut zu behandeln ist und die wieder vollkommen verschwindet (Helmchen et al. 2001 S: 94).

Der erste wichtige Punkt, nachdem die Diagnose „Depression“ gestellt wurde, ist, dass sich die Angehörigen zusammen mit dem Betroffenen über die Krankheit informieren. Denn wie soll sonst das große Beschwerdebild von Energielosigkeit, Grübelneigung, Angstzustände, Atemenge, Schlaf- und Potenzstörungen usw. in einer einzigen Krankheit begriffen werden? Diese notwendigen Informationen führen dann zu einer spürbaren Entlastung der Situation, denn sie wissen dann, dass diese Krankheit heilbar ist und es kommt ein wenig Hoffnung auf (Faust 2003 S: 190 f). Auch wenn der Depressive in diesem Moment die aufmunternden Worte ablehnt, sagen viele, nachdem sie die Krankheit überwunden haben, dass es für sie stützend war immer wieder zu hören, nicht alles sei hoffnungslos (Helmchen et al. 2001 S: 94).

Geduld, Geduld und nochmals Geduld! Denn nichts erschwert den Heilungsverlauf mehr als Ungeduld. Damit ist gemeint, dass eine Depression Zeit braucht - viele Wochen – mehrere Monate oder ein Jahr. Es bringt dem Betroffenen nichts frühzeitig zu raten, die Medikamente oder die psychologische Behandlung abzusetzen. Das würde nur wieder alles um Wochen oder Monate zurückwerfen. Im schlimmsten Fall müsste wieder von vorne angefangen werden. Auch wer als Angehöriger mit seiner Geduld am Ende ist, darf trotzdem nicht aufgeben. Er muss durchhalten, denn sonst ist der depressive Mensch noch mehr auf sich allein gestellt und noch gefährdeter. Es gibt einen tröstlichen Satz, den man am besten immer wieder vor sich hersagt. Der lautet:

> „Die Depression vergeht wieder, auch wenn man befürchtet, das sei jetzt eine hoffnungslose Ausnahme“ (Faust 2003 S: 192 f).

Eine wichtige aber doch schwierige Hürde ist es den Menschen mit einer Depression zu einem Psychologen zu bringen. Es gibt Menschen, die die professionelle Hilfe verweigern. Sie sind der Meinung, dass sie doch nicht verrückt sind oder Angst haben, dass man sie in der Klinik festhält oder ihnen ein Medikament gibt, welches ihr Wesen verändert. Die Hauptursache für das Ablehnen ist jedoch die Depression selbst. Sie reden sich ein, dass ihnen sowieso niemand helfen kann. Es ist für den Angehörigen wichtig zu wissen, wie er die Aufforderung, Hilfe anzunehmen, hinüber bringt. Er sollte nicht sagen, dass er krank oder verrückt ist. Besser ist:

> „Weil wir nicht wissen, was wir in diesem Fall tun sollen, wollen wir jemanden suchen, der uns helfen kann, statt dass wir unnötig leiden.“

Das Ausschlaggebende dieser Botschaft ist, dass „wir Hilfe brauchen“ und dass „ich bei dir bin“ (Yapko 2003 S: 97 ff).

Es wäre gut, wenn der Angehörige zum ersten Gespräch mitgeht. Denn in Begleitung eines vertrauten Menschen fühlt sich jemand gleich sicherer und nicht so alleine. Ebenso ist es auch eine große Hilfe für den Arzt. Der Angehörige kann ihm dann genau sagen, wie sich der Betroffene verändert hat und welche Symptome er aufzeigt (Depression Online November 2008). Immer muss jedoch daran gedacht werden, dass niemand zu einer freiwilligen Behandlung gezwungen werden kann (Yapko 2003 S: 99).

Fuchs (1995 S: 18 f) zitierte in ihrem Artikel den Psychoanalytiker Riemann:

> „Liebe, Liebenwollen und Geliebtwerdenwollen ist dem depressiven Menschen das Wichtigste im Leben. Hier kann er seine besten Seiten entwickeln, hier liegen zugleich seine größten Gefährdungen."

Damit ist gemeint, dass der Depressive immer gut mit den Angehörigen umgehen will. Konflikt und Trennung verursachen bei ihm Panik. Deshalb muss er seine aggressiven und bösen Gefühle in sich verschließen, um nach außen hin freundlich zu wirken. Um diese Gefühle versteckt auszuleben, benötigt der Betroffene viel Energie, die ihm dann bei der Bewältigung seiner Lebensaufgaben abgeht. Daher ist er oft müde und antriebsgestört. Er lebt seine Aggression maskiert aus, indem er sich so lange beklagt, bis die Menschen in seiner Nähe kein Mitleid mehr für ihn haben und aggressiv auf ihn reagieren. Damit hat er bewirkt, dass seine Umgebung für ihn die Aggression auslebt. Mit der Zeit lernt er jedoch selbst mit seinen Aggressionen umzugehen und bemerkt dabei, dass seine Umgebung gar nicht so ablehnend reagiert, wie er vermutet hat. Da er jetzt seine Energie für andere Dinge nützen kann, beginnt er frei zu werden, und die Depression verschwindet langsam.
Wichtig für die Angehörigen ist, dass sie sich von der Verzweiflung nicht anstecken lassen und nicht selbst in ein „schwarzes Loch" fallen. Sie müssen dem depressiven Angehörigen in die Augen schauen und Aussagen und Fragen klar und deutlich formulieren.

Es wird gesagt, dass Humor die beste Medizin ist, denn durch gemeinsames Lachen wird Spannung und Druck vermindert. Im Umgang mit einem Menschen, der an einer Depression leidet, ist es jedoch sehr schwierig. Man sollte sich nicht über den Betroffenen lustig machen, sondern ihm vermitteln, dass vieles im Leben leichter geht, wenn der Patient über sich selbst einmal lachen kann. Wichtig dafür ist zu spüren, ob dies der Depressive schon „verträgt" und versteht. Ebenso sind Gelassenheit und innere Ruhe und die Fähigkeit, über sich selbst lachen zu können, von Vorteil (Mahnkopf 2007 S: 64 f).

Im Umgang mit einem depressiven Menschen ist es ratsam, ihn zur Aktivität und zu einem strukturierten Alltag zu motivieren. Auch wenn der Betroffene viele Hindernisse sieht und auf seine Antriebslosigkeit und Kraftlosigkeit hinweist, sollte man zwar dafür Verständnis zeigen, aber auch darauf bestehen, dies in kleinen Schritten auszuprobieren. Dabei wird er bemerken, dass es einen positiven Zusammenhang zwischen Aktivität und Stimmungsverbesserung gibt (Mahnkopf 2007 S: 58 f). Es ist für den Depressiven hilfreich, wenn er gemeinsam mit dem Partner und dem Therapeuten einen Plan erstellt. Wichtig ist dabei, dass der Betroffene nicht überfordert wird. Daher sollten auch „kleine" Dinge, wie zum Beispiel „Aufstehen", im Plan berücksichtigt werden (Hautzinger 1999 S: 25).

In der Planerstellung sollten die angenehmen Dinge auch beachtet werden. Am Montag beispielsweise geht er mit dem Hund spazieren. Am Mittwoch geht er gemeinsam mit einem Freund ein Eis essen, am Freitag kegelt er und am Sonntag besucht der Depressive den Gottesdienst. Viele Betroffene berichten dann von einem „Schwellenphänomen". Es scheint für sie, als ob sie diese Aktivität nie ausführen können. Wenn sie sich aber einmal aufgerafft und die inneren Widerstände überwunden haben, spüren sie, dass es leichter geht als befürchtet und dass sie sich danach viel besser fühlen. Am Eindruckvollsten wird es, wenn sie vor der Aktivität ihre Stimmung aufschreiben (1= sehr gut, 6= extrem schlecht) und danach. Der Alltag wird durch diesen Plan deutlich leichter, weil er immer wieder Impulse setzt, Aktivitäten durchzuführen (Mahnkopf 2007 S: 60 f).

Auch über angenehme Dinge der Vergangenheit und der Gegenwart soll gesprochen werden. Genauso kann man sich mit dem Betroffenen über alltägliche Dinge wie zum Beispiel das Fernsehen, Sport oder den Garten unterhalten. Dies schafft Erleichterung, denn in diesem Moment denkt der Depressive nicht über den eigenen Zustand nach (Hautzinger 1999 S: 28).

Den Depressiven zur körperlichen Aktivität auffordern ist ebenfalls ganz wichtig. Denn körperliche Aktivität gilt als eine der wirkungsvollsten Therapiemaßnahmen bei einer

Depression. Nach einer körperlichen Betätigung fühlt sich der Kranke ruhiger, aber auch dynamischer. Die Stimmung ist gehoben und Ärger, Kummer und Frustration gehen zurück. So besitzt regelmäßige körperliche Aktivität eine antidepressive, angstlösende und entspannende Wirkung. Daher sollte der Depressive dies unbedingt machen. Es ist jedoch ein hartes Stück Arbeit den Betroffenen dazu aufzufordern. Durch die Widerstände darf sich niemand beirren lassen, denn das Endergebnis kommt allen zugute. Am Besten ist ein „täglicher Gesundmarsch" in die Natur von einer halben bis einer Stunde. Am Anfang der Depression ist schon mit ein paar Schritten etwas erreicht worden. Der Wald ist nämlich der „große stille Therapeut" und somit die wohltuendste Umgebung. Aber auch Gartenarbeit, Radfahren und Schwimmen sind ebenso heilsam. All diese Aktivitäten sollten bei Tageslicht durchgeführt werden (Faust 2003 S: 180 ff).

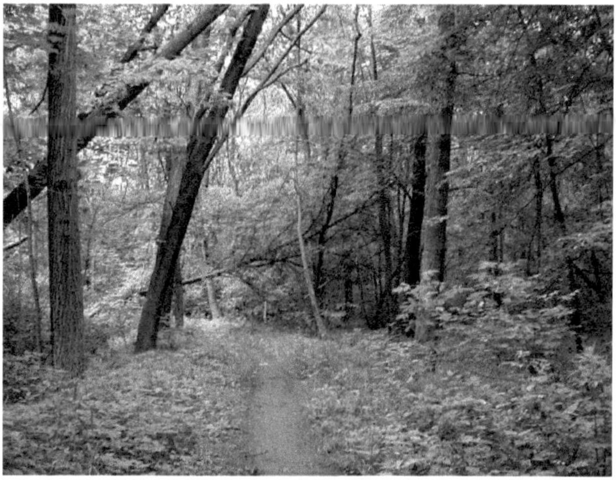

Abb.3: „ Der stille Therapeut"

Es ist für einen selbst sehr angenehm, seinen Körper liebevoll zu pflegen – eine duftende Körperlotion oder ein gutes Parfum zu verwenden. Genauso gut tut es dem Menschen, der an einer Depression leidet.

Oft hat der Depressive Muskelverspannungen und Rückenschmerzen. Da kann der Angehörige ihm leicht etwas Gutes tun, nämlich den Betroffenen mit einem Massageöl massieren.

Die Verwendung von Wasser – genannt Hydrotherapie – ist ein gutes Heilmittel. Eine belebende Dusche am Morgen tut dem Depressiven sehr gut. Dabei kann er ein Rosmarinöl verwenden, welches eine anregende Wirkung auf Kreislauf und Nerven hat. Ebenso haben beruhigende Bäder eine positive Wirkung auf den Körper (Zehentbauer 2001 S: 190). Als Beispiel für ein beruhigendes Bad beschreibe ich das Melissenbad, das eher am Abend bzw. vor dem Schlafengehen zu empfehlen wäre.

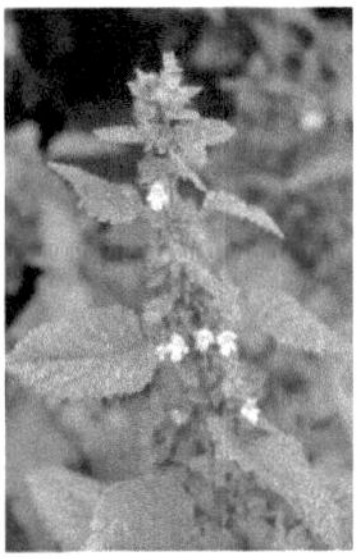

Abb. 4: „Melisse"

„Melissenbad:
2 Hände Melisse mit 3 Liter kochendem Wasser übergießen, 15 Minuten ziehen lassen, abseihen, zum restlichen Badewasser geben, Badedauer ca. 15 Minuten"

Auch kann der Angehörige dem Depressiven jeden Abend ein Fußbad mit Heublumen machen: Zwei Hände Heublumen werden mit drei Liter kochendem Wasser übergossen, dann 15 Minuten ziehen lassen, anschließend abseihen und dann in dem warmen Wasser ca. 10 Minuten die Füße baden. Dieses Fußbad wirkt sehr beruhigend und der vorhandene Druck wird vom Körper durch die Füße abgeleitet (Weidinger 1997).

Bevor der Mensch mit einer Depression ins Bett geht, kann der Angehörige ihm einen feucht-warmen Leibwickel machen. Dieser hat eine schlaffördernde Wirkung.

Auf eine Änderung der Ernährungsgewohnheiten sollte der Angehörige ebenfalls achten. Es wäre sinnvoll, wenn der Depressive mehrere kleine Mahlzeiten isst. Ebenso sollte er vor dem Schlafengehen nichts mehr essen (Zehentbauer 2001 S: 189 ff). Eine gute Kost wäre eine ausgewogene, kohlenhydratreiche Ernährung mit reichlich Fisch. In diversen Studien zeigt sich, dass viel Obst und Gemüse, aber wenig Käse und Fleisch labile Menschen stabilisiert. Die Kohlenhydrate machen den Weg für den Stoff Tryptophan frei. Daraus wird dann im Gehirn der Botenstoff Serotonin aufgebaut, der die Menschen glücklich macht und benötigt wird, um Stress zu bewältigen. Bei depressiven Menschen mangelt es eben an Serotonin im Gehirn. Jedoch können Menschen mit schweren Depressionen durch diese kohlenhydratreiche Diät nicht geheilt werden. Es tritt aber eine schwache Besserung ein (Depression Therapieforschung Februar 2009).

Ebenso wichtig ist ein regelmäßiger Stuhlgang, der durch viel trinken (ca. 2 Liter pro Tag) und durch Essen von Vollkornbrot, Trockenfrüchte, Joghurt und Leinsamen erreicht werden kann (Zehentbauer 2001 S: 189). Die Begründung hierfür ist, dass Menschen mit einer Depression bei Verdauungsbeschwerden oder unregelmäßigem Stuhlgang durch ihre depressive Denkverzerrung gleich an einen Darmtumor oder an eine sonstige schwerwiegende Erkrankung denken (Web4health April 2009).

Als Resümee lässt sich festhalten, dass man es als Angehöriger sehr schwer hat, wenn ein geliebter Mensch depressiv ist. Ihn jedoch unterstützen und lieben und sich auf das gemeinsame Leben nach der Depression freuen, ist von Nutzen. Wichtig dabei ist, dass der Angehörige immer auch an sich selbst denken sollte und etwas Gutes für sich tut. Näheres zu diesem Thema erfahren Sie in Kapitel 3.9 auf Seite 36.

Die Angehörigen sind eben das Wichtigste für den Menschen mit einer Depression. Sie können ihm viel helfen, aber auch einiges falsch machen. Aus diesem Grund wird im nächsten Kapitel auf die Fehler, die man als Angehöriger vermeiden sollte, eingegangen.

3.7 Ratschläge, die „Schläge“ für den Betroffenen sind

„Worte können Situationen klären!
Worte können Probleme lösen!
Worte können Wunden heilen!
Worte können Trost spenden!
Worte können ganz einfach helfen!“

Dies beschreibt Nicole (2005 S: 24) in ihrem Gedicht. Worte können jedoch auch als „Schläge“ empfunden werden. Daher wird im nächsten Abschnitt beschrieben, was Angehörige im Umgang mit einem Depressiven vermeiden sollten.

Falsche Ratschläge können trotz guter Absicht mehr schaden anrichten, als dass sie nützen. Dazu zählen:

Appelle:
Die Angehörigen sollten den Menschen mit einer Depression nicht dazu auffordern, sich zusammenzureißen oder sich nicht so gehen zu lassen. Denn solche Appelle verstärken nur noch mehr seine Verzweiflung und erhöhen eventuell sogar die Suizidgefahr. Sie sind jedoch nicht grundsätzlich falsch. Zu beachten ist, dass nicht der Charakter des Betroffenen verletzt und ihm somit seine Hilf- und Wertlosigkeit vorgeführt wird.

Ablenkung:
Es ist falsch den Depressiven mit den „schönen“ Dingen der Welt abzulenken. Er kann sich ja nicht mehr freuen und wird daher nur noch deprimierter. Es hilft nichts ihm zum Beispiel seine Lieblingsmusik vorzuspielen oder vom schönen Wetter vorschwärmen. Für ihn ist die Welt dunkel, düster und ernst. Das Fröhliche und Heitere erschlägt ihn förmlich und daher muss er sich zurückziehen.

Überredungsversuche:

Dem Depressiven sollte nicht gesagt werden, dass es ihm im Grunde doch gut geht oder dass man ihm gar nichts ansehe. Sie erleben solche Aussagen als Unverständnis, Misstrauen oder sogar als Hohn.

Urlaub:

Depressive in den Urlaub zu schicken ist falsch. Man benötigt dazu Aktivität, denn die Reise und die Umstellung sind eine Belastung. Der Betroffene findet sich noch weniger zurecht als zu Hause. Ebenso schmerzt ihn seine Freudlosigkeit, weil er teilnahmslos und furchtsam dasitzt. Aus all diesen Gründen gehören Depressive nicht in den Urlaub.

Kuraufenthalt:

Auch ist es falsch, dass der Betroffene zur Kur geht. Es entstehen nämlich die gleichen Probleme wie im Urlaub. Ebenso sind die meisten Kurkliniken gar nicht auf Menschen mit Depressionen vorbereitet (Faust 2003 S: 194 ff). In Salzburg aber gibt es das Medizinische Zentrum „St. Barbara Bad Vigaun". Diese bieten ein Therapieangebot für Menschen mit Burnout und Depression an (Klinik St. Barbara Februar 2009).

Reaktion auf Wahnideen:

Wenn ein Mensch in einem Wahn ist, beurteilt er die Realität falsch. An dieser Einstellung wird er auch mit großer Wahrscheinlichkeit festhalten, auch wenn die Angehörigen versuchen ihm die Tatsachen zu sagen. In einer Depression entsteht häufig der Krankheitswahn, indem er sich einredet, dass seine Krankheit unheilbar ist. Ebenso können der Verarmungswahn oder der Schuld- und Versündigungswahn auftreten. Tritt so eine Wahnidee auf, sollte der Angehörige nicht versuchen dem Kranken den Wahn auszureden. Der Betroffene wird dann mit Argumenten und Gegenbeweisen kommen. Es kann sein, dass dadurch der Wahn noch mehr vertieft wird. Der Depressive fühlt sich dann unverstanden, lächerlich gemacht oder gar attackiert. Es sollte aber auch keine Unterstützung und Befürwortung erfolgen.

Entscheidungen treffen:

Während einer Depression sollte der Betroffene keine wichtigen Entscheidungen treffen. Es kann ja sein, dass die augenscheinliche Schwäche des Betroffenen ausgenützt wird. Die Entscheidungen können nach Abklingen der Depression getroffen werden.

Beruf:

Auch ist es falsch eine berufliche Änderung zuzulassen, außer sie dient eindeutig dem Vorteil des Depressiven. Der Betroffene ist in seiner Depression oft der Meinung, dass er den Anforderungen des Berufes nicht mehr gerecht wird und den Kollegen zur Last fällt. Dadurch kann der Depressive sich versetzen oder niedriger einstufen lassen, kündigen oder den Pensionsantrag stellen. In diesem Fall ist es besonders wichtig, dass der Arzt sich schützend vor seinen Patienten stellt. Er muss dem Arbeitgeber klar machen, dass der Mensch nach Heilung der Depression wieder mit voller Arbeitsleistung, Motivation und Zuverlässigkeit in seinem alten Beruf weitermacht (Faust 2003 S: 194 ff).

Allein lassen:

Ebenso sollten Depressive nicht allein gelassen werden. Die Depression selbst ist ja die „Abwesenheit" der Welt und der anderen. Aus diesem Grund dürfen die Angehörigen dies nicht noch bestätigen, indem sie den Betroffenen allein lassen (Hautzinger 1999 S: 29).

Man sieht also, dass als Angehöriger im Umgang mit einem Depressiven vieles falsch gemacht werden kann. Wichtig ist es diese Punkte zu beachten. Dann kann in der Betreuung eines Menschen mit einer Depression nichts passieren.

Auf den nächsten Seiten können Sie nun zwei Interviews lesen – über einen Betroffenen und einen Angehörigen.

3.7.1 *Interview mit meinem Vater, der an einer Depression erkrankt war*

1. **Was hat dir geholfen, die Krankheit „Depression“ zu überwinden?**

   Am meisten hat mir die Unterstützung meiner Familie geholfen. Ich bin mir sicher, dass ich ohne sie heute nicht mehr da wäre. Meine Frau hat mich jeden Tag immer wieder neu animiert aus dem Bett aufzustehen, mich anzuziehen und gemeinsam mit ihr eine Runde durch den Wald zu gehen. Diese alltäglichen Dinge waren für mich jeden Morgen ein neuer Kampf. Nachdem ich mich jedoch dazu aufgerafft hatte, spürte ich im Nachhinein, dass es mir gut getan hat.

   Ebenso ist mir mein Schulkollege und Freund Reinhard, der Psychologie studiert hatte, beiseite gestanden. Ich hatte viele Gespräche mit ihm geführt. Das hat mir gut getan, hin und wieder mit jemand „Außenstehenden" zu sprechen. Er war der einzige von meinen Kollegen, der sich nicht zurückgezogen hat.

   Die ambulant-psychologische Betreuung, die wöchentlich 1-2 mal stattfand, war für mich eine große Hilfe. So konnte ich zu Hause wohnen und hatte doch eine professionelle Hilfe.

   Das Lesen und Informieren über die Krankheit „Depression" war mir sehr wichtig. So konnte ich mit der Zeit die Krankheit verstehen und lernen, damit umzugehen.

   Mein Ziel, in Zukunft wieder in meiner Volksschule als Lehrer und Leiter tätig sein zu können, hat mich sehr motiviert an der Depression zu arbeiten, sie zu verschaffen und somit wieder gesund zu werden.

2. **Was hast du während deiner Depression als negativ empfunden?**

   Die Ratschläge von außen, wie zum Beispiel „es wird schon wieder", haben mir gar nichts geholfen. Im Gegenteil glaubte ich, dass mir sowieso niemand helfen kann und dass diese Leute keine Ahnung davon haben, wie es mir geht.

Das Ausprobieren der vielen Antidepressiva hat mich sehr belastet – besonders als ich am Anfang meiner Depression eine halbe Tablette vom altbekannten Medikament „Valium" genommen habe. Ich war mit einem Schlag verändert und hätte sofort wieder unter die Leute gehen können. Diese plötzliche Wesensänderung hat mich sehr schockiert und deshalb habe ich diese Tablette nie mehr genommen. Es verging eine lange Zeit, bis der Arzt das richtige Antidepressivum für mich gefunden hatte.

Die Telefonate mit meinem Lehrkörper habe ich auch jedes Mal als negativ empfunden. Immer bin ich erschrocken, wenn das Telefon klingelte.

3. Was für Ängste hattest du in deiner Depression?

Am meisten hatte ich Angst, dass ich nie mehr so werde wie früher – nämlich mich nicht mehr freuen und auch nicht mehr lachen kann.
Ebenso hat mich die Angst, dass ich nicht mehr in die Schule zurückgehen kann, durch die ganze Depression hindurch sehr belastet. Das Schlimmste für mich war, als ich den Schlüssel für meine Vertretung in der Schule abgeben musste. In diesem Moment habe ich fast durchgedreht und gedacht: Jetzt bin ich wertlos!
Eine andere Angst war, dass mein Körper durch die vielen Medikamente vergiftet würde.
Auch plagten mich Existenzängste sehr. Ich redete mir ein, dass unser Haus versteigert wird, wir auf der Straße landen und nichts mehr zu essen hätten.

3.7.2 *Interview mit meiner Mutter, die die Depression ihres Mannes miterlebt hat*

1. Woher hast du über die Krankheit „Depression“ Informationen bekommen?

Die erste Information bekam ich von unserem damaligen Hausarzt, der die Diagnose „Depression" bei meinem Mann festgestellt hatte. Doch der Arzt hat mir leider nicht viel darüber gesagt. Er sagte nur, dass Selbstmordgefahr bestehe und ich ihn deshalb nicht mehr alleine lassen sollte. Diese Aussage hat mich sehr belastet und ich hatte immer ein sehr schlechtes Gefühl, wenn ich schnell einkaufen gegangen bin. Zur Therapiemöglichkeit meinte er, dass wir es zuerst mit Medikamenten versuchen und sonst weiter schauen würden. Er hat nie etwas von Psychotherapie oder sonstigen Therapien gesagt. Nach diesem Gespräch war ich sehr bedrückt, traurig und fühlte mich allein gelassen. Ich wusste nicht, wie es weitergehen sollte.

Zum Glück hat mir mein Bruder sehr viel geholfen. Er ist sehr belesen und wusste durch sein Studium einiges über diese Krankheit. Von ihm bekam ich dann die notwenigen Informationen.
Er hat uns geraten zu einem Psychiater zu gehen. Wir befolgten diesen Rat, doch leider erhielt ich auch hier sehr wenige Informationen. Der Psychiater ist hauptsächlich nur auf meinen Mann eingegangen und hat mich „vergessen". Somit fühlte ich mich wieder alleine gelassen und war ebenso traurig wie vor diesem Gespräch.

2. Was hast du gemacht, um deinen Mann in seiner Depression zu unterstützen?

Als erstes bin ich nach einem langen Kampf und viel Energieaufwand mit meinem Mann zum Hausarzt gegangen. Dazu musste ich sehr viel auf meinen Mann einreden. Es war ein langer und beschwerlicher Weg, bis wir endlich beim Arzt waren. Als mein Mann im Krankenhaus war, besuchte ich ihn jeden Tag.

Zu Hause bin ich immer mit ihm zum Psychiater gefahren. Er hätte sich dies alleine nie zugetraut. Ebenso brauchte ich jeden Morgen viel Energie, bis mein Mann aus dem Bett aufgestanden war und sich angezogen hatte. Ich habe ihn auch bei der Körperpflege unterstützt, da er sie sonst vernachlässigt hätte. Es wäre für ihn alleine zu anstrengend gewesen. Jeden Tag animierte ich ihn neu, dass er mit mir eine Runde in den Wald spazieren gehen soll. Ich habe meinem Mann immer wieder von alltäglichen Dingen erzählt, wie zum Beispiel vom Einkaufen etc. Auch habe ich seinen besten Freund informiert. Dieser Lehrerkollege und Freund war einer der wenigen, der sich nicht zurückgezogen hatte. Jede zweite Woche kam er auf Besuch.

3. **Was gab dir Kraft?**

   Viel Kraft gab mir die Einsicht, dass die Krankheit heilbar ist. Somit habe ich viel an unsere Zukunft gedacht.

   Jede Woche bin ich einmal mit meiner Freundin essen gegangen, während meine Tochter bei meinem Mann geblieben ist. Dies hat mir sehr gut getan, da ich mit meiner Freundin darüber reden konnte und auch einmal nicht an die Depression gedacht habe. Hin und wieder bin ich selber in den Wald laufen gegangen. Ich konnte dabei sehr viel nachdenken und die negativen Gefühle, die in mir waren, in den Boden stampfen. Mein Bruder gab mir auch die nötige Kraft. Er war die ganze Zeit für uns da und ich konnte ihn Tag und Nacht anrufen. Das gab mir Sicherheit.

4. **Was hat dir gefehlt und dich belastet?**

   Sehr belastet hat mich, dass fast niemand gefragt hat wie es meinem Mann, meiner Tochter und mir geht. Ich war wie von der Außenwelt abgeschirmt. Ich fühlte mich als ob wir eine ansteckende Krankheit im Haus hätten und uns ja niemand zu nahe kommen dürfte.

   Gefehlt hat mir, dass ich von den behandelnden Ärzte fast keine Informationen und Ratschläge bekommen habe. Ich wüsste nicht, was ich getan hätte, wenn mein Bruder nicht dagewesen wäre.

Im nächsten Kapitel werden die Anlaufstellen, bei denen Angehörige Hilfe bekommen, aufgelistet.

3.8 Hilfsangebote für Angehörige in Vorarlberg

Für Angehörige ist es wichtig sich selbst Hilfe zu holen. Es gibt verschiedene Möglichkeiten – zum einen über das Internet oder zum anderen durch direkten Kontakt mit einer Institution.

Aufgelistet sehen Sie nun verschiedene Internetseiten und Adressen von Institutionen in Vorarlberg.

3.8.1 Internetseiten

Meiner Meinung nach eine sehr gute Internetseite ist www.hpe.at . Auf dieser Homepage bekommen Sie als Angehöriger Hilfe. Es sind verschiedene Tipps, Erfahrungsberichte, Literatur und eine Kontaktperson für Ihr Bundesland angegeben. Ebenso können Sie auf dieser Webseite eine Online-Beratung erhalten.

Eine weitere Homepage ist www.depression.at . Hier bekommen Sie Informationen zum Krankheitsbild selbst, spezielle Ratschläge für Angehörige und es gibt einen „Treffpunkt", bei dem Sie sich mit anderen austauschen können.

Auf www.buendnis-depression.at erhalten Sie eine genaue Information über die Depression selbst, Tipps im Umgang mit depressiven Erkrankten, Erfahrungsberichte und empfohlene Literatur für Angehörige.

3.8.2 Institutionen

Die erste Anlaufstelle ist der **Psychiater** selbst, der den Angehörigen genauso helfen sollte wie den Betroffenen. Es gibt einige Psychiater in den verschiedenen Orten Vorarlbergs, an die man sich wenden kann.

Das **Landeskrankenhaus Rankweil** ist eine große und wichtige Anlaufstelle in Vorarlberg – sowohl für den Menschen, der an einer Depression erkrankt ist als auch für seine Angehörigen.

Der Verein **„Psychosoziale Gesundheitsdienste in Vorarlberg"** hilft Betroffenen und deren Angehörigen mit vielen verschiedenen Betreuungsleistungen zurück ins Leben. Ihre Beratungsstellen sind in Bregenz, Dornbirn und Feldkirch. Man kann diese Institutionen aufsuchen oder sie auch per Telefon kontaktieren. Genaueres zu dieser Institution finden Sie ebenso auf der Homepage www.pgd.at .

Beim **AKS Sozialpsychiatrische Dienste** erhalten Sie als Angehöriger ebenso Hilfe. Diese Institution gibt es in Städten und einigen Gemeinden in Vorarlberg. Damit Sie wissen, wo sich die verschiedenen Standorte befinden, empfehle ich Ihnen im Telefonbuch nachzusehen oder die Homepage www.aks.or.at zu besuchen.

Sie sehen also, dass es sehr viele Möglichkeiten gibt sich als Angehöriger zu informieren und selbst Hilfe zu holen. Lassen Sie nicht das Gefühl aufkommen, dass sie alleine und hilflos sind! Geben Sie sich einen Ruck und suchen Sie Hilfe! Sie werden sehen, es wird Ihnen und genauso Ihrem depressiven Angehörigen gut tun.

Im letzten Abschnitt wird darauf eingegangen, welche Möglichkeiten es für Angehörige gibt, dass sie sich nicht überfordern und selber gesund bleiben.

3.9 Tipps für Angehörige, um selber gesund zu bleiben

Es gibt kaum ein Krankheitsbild, das auch die Angehörigen so belastet, beeinträchtigt, selbst niedergeschlagen macht, bis hin zu eigenen Gefühlen der Hilflosigkeit, wie die Depression (Faust 2003 S: 182). Aus diesem Grund sollten Sie als Angehöriger auch gut auf sich schauen, damit sie sich nicht überfordern und selber gesund bleiben.

Tipps für das seelische Wohlbefinden sind:

Balance finden:

Sie sollten versuchen im Frieden und Ausgleich mit sich selbst zu sein. Dies gelingt, indem Sie herausfinden, was Sie zufrieden macht. Entspannung im Alltag durch:

- Musik hören oder selber musizieren
- Spazieren gehen
- Gemeinsam essen
- Sich „ausreden“, sich „ausweinen“
- Ein Nickerchen machen
- Freunde treffen
- ein Buch lesen

All dies sind Wege, die zu mehr Kraft und innerer Ruhe führen.

Kleine Freuden bewusst genießen:

Geben Sie den kleinen Dingen des Lebens einen Wert und freuen Sie sich darüber! Ein schöner Sonntag, frische Blumen, ein Lachen ...

Pflegen Sie Kontakte mit Ihren FreundInnen:

Bei den Freunden findet man Austausch, Trost, Anteilnahme, fühlt sich angenommen und bekommt Anregungen. Aus diesem Grund ist das Zusammensein mit Freunden so angenehm und wohltuend.

Unterstützung geben und annehmen:

Es hilft sehr, seine Probleme mit anderen zu teilen. Man fühlt sich nicht allein gelassen, es kommen mehr Lösungsvorschläge und das Reden ist tröstlich. All dies stärkt die Möglichkeiten zur Bewältigung.

Prioritäten setzen:

Welche Dinge im Leben „dringend“ und welche „wichtig“ sind, muss gelernt werden. Denn es ist nicht immer alles so bedeutsam, wie oft gemeint wird. Sie sollten daran denken, dass wir alle nur eine begrenzte Energie zur Verfügung haben, die wir nutzen können.

Körperliche Aktivitäten:

Mit Bewegung wird nicht nur das körperliche, sondern auch das seelische Wohlbefinden gefördert. Wer sich bewegt, fühlt sich wohler, ruhiger und auch dynamischer. Die Stimmung ist gehoben, Ärger, Kummer und Frustration lassen nach.

Sich manchmal „gehen lassen“:

Es kann niemand immer gut gelaunt und voller Energie sein. Lassen Sie es ruhig zu, auch einmal schwach, müde und erschöpft zu sein! Gönnen Sie sich die Erholung, die Sie benötigen (Fonds Gesundes Österreich S: 7 ff)!

Einmal nichts tun:

Einmal in der Woche sollten Sie sich einen Ruhetag gönnen, an dem Sie wirklich nichts tun. Ein Tag des Nichtstuns ist das, was die Seele nährt (Dahlke 2008 S: 15).

Sie sehen also, mit welchen Dingen Sie sich als Angehöriger selbst stärken können. Geht der Mut doch einmal verloren, sollten Sie daran denken:

> „Depressionen sind kein unabänderliches Schicksal mehr. Das sollte man sich immer wieder vor Augen halten, wenn man ungeduldig wird oder zu verzweifeln droht“ (Faust 2003 S: 200).

4 Fazit

Die Suche nach Literatur über das Thema „Depression" gestaltete sich einfach. Ich fand sehr viel über dieses Thema in diversen Büchern, Zeitschriften, Folder und im Internet. Man sieht also, dass dieses Thema immer mehr publik wird und heutzutage an niemanden mehr vorübergeht.

In Bezug auf meine ersten beiden Forschungsfragen kann gesagt werden, dass es viele und gute Informationen darüber gibt, was Angehörige verbal im Umgang mit einem depressiven Menschen beachten sollten. Sicherlich ist die Kommunikation einer der Hauptpunkte, welche den Menschen mit einer Depression helfen aber auch belasten. Dies ist aus dem angeführten Interview gut ersichtlich. Einerseits braucht der Depressive den verbalen Anstoß, um überhaupt auf die Beine zu kommen. Andererseits kann das Läuten eines Telefons – was ja wieder mit sprechen zu tun hat – den Betroffenen in Angst versetzen.
Meiner Meinung nach wird in den vorhandenen Büchern und Prospekten zu wenig über andere Dinge wie zum Beispiel Bäder, Massagen, Tees, Ernährung etc. informiert. Ich denke, dass sich gerade dadurch der Angehörige nützlich und hilfreich fühlt.

Ebenso besteht laut Literatur und Praxis ein Widerspruch in Bezug auf Kuraufenthalte. In den Büchern wird streng von dieser Aktivität abgeraten und auch darauf hingewiesen, dass es keine speziellen Kurkliniken für Menschen mit einer Depression gibt. In meiner Recherche habe ich jedoch von der Kurklinik in Salzburg gehört. Diese bietet ein spezielles Therapieangebot für Menschen mit einer Depression oder einem Burnout an. Aus der Kommunikation heraus weiß ich, dass es einer Person, die an einem Burnout erkrankt war, sehr geholfen hat. Daher denke ich, dass es für einen Depressiven, der natürlich nicht mehr so tief in seiner Depression drin steckt, durchaus hilf- und erfolgreich sein kann. Hier können sie fernab von zu Hause die vorhandenen Probleme bewältigen und wieder zu Kräften kommen.

Bezüglich Unterstützungsmöglichkeiten für Angehörige – somit meine dritte Forschungsfrage – kann ich sagen, dass es sehr viele Informationen im Internet zu finden gibt. Man sollte aber bedenken, dass heutzutage einige Leute keine Möglichkeit haben ins Internet zu kommen – sei es durch finanzielle Probleme aber auch, weil sie sich damit nicht auskennen. Daher wäre es gut und so sollte es auch laut Literatur sein, dass sich der behandelnde Arzt ebenso um die Angehörigen kümmert und sie informiert.
Aus dem Interview lässt sich jedoch feststellen, dass die Bezugspersonen oft zu wenig involviert und somit vergessen werden.

In meiner letzten Forschungsfrage ging es darum, was Angehörige machen können um selber gesund zu bleiben und nicht auch noch in eine Depression fallen. Ich finde, dass dieses für mich sehr wichtige Thema viel zu wenig Bedeutung in den vorhandenen Büchern und Prospekten bekommt. Ich habe die Informationen nur aus einer Zeitschrift gefunden, in dieser es allgemein um die seelische Gesundheit ging und wurde also nicht speziell für Angehörige von depressiven Menschen geschrieben.
Meiner Meinung nach wäre es für Angehörige sehr nützlich zu wissen, dass sie auch auf sich selber schauen und sich ablenken müssen. Denn ebenso ein in der seelischen Gesundheit kranker Angehöriger kann dem Depressiven nicht helfen. Sie stehen dann also beide alleine da. Aus dem Interview ist ersichtlich, dass das Laufen gehen oder einmal wöchentlich sich mit der Freundin zu treffen meiner Mutter viel geholfen hat, um meinem Vater wieder neue Kraft zu geben.

Haben Sie Geduld und denken Sie daran: „Die Depression vergeht wieder, auch wenn man befürchtet, das sei jetzt eine hoffnungslose Ausnahme“! Und vergessen Sie nicht, auch auf sich selbst zu schauen!

5 Literaturverzeichnis

ADLER, Marlene / SEELING, Stefanie (2008): Die Schwester der Pfleger 05/08 – Johanniskraut „Lichtbringer“ für die Seele. Bibliomed Medizinische Verlags-gesellschaft, Melsungen.

DAHLKE, Ruediger (2006): Depression – Wege aus der dunklen Nacht der Seele. 1. Auflage, Wilhelm Goldmann Verlag, München.

DAHLKE, Ruediger (2008): Studioheft 50 – Themen fürs Leben. 50. Ausgabe, ORF-Landesstudio, Dornbirn.

DEBORAH (2006): Auszeit 27 – Gemalt ins Kochbuch des Universums. LKH Rankweil.

DEPRESSION Online (Stand November 2008):Tipps für Angehörige:
URL: http://www.depress-online.de/patienten/tipps/tipps_fuer_angehoerige.html

DEPRESSION Therapieforschung (Stand Februar 2009): Richtige Ernährung bei Depression:
URL: http://www.depression-therapie-forschung.de

D. YAPKO, Michael (2003): S.O.S. Depression – Schnelle und wirksame Hilfe für Betroffene 70 Fragen und Antworten.
2. Auflage, Carl-Auer-Systeme Verlag, Heidelberg.

FAUST, Volker (2002): Psychische Störungen heute – Erkennen, Verstehen, Behandeln. Ecomed Verlagsgesellschaft, Landsberg am Lech.

FAUST, Volker (2003): Seelische Störungen heute – Wie sie sich zeigen und was man tun kann. 3. Auflage, Verlag C.H. Beck oHG, München.

FONDS, Gesundes Österreich (Jahr unbekannt): Seelische Gesundheit – Bewusst lebt besser. (Verlag und Ort unbekannt)

FUCHS, Anneliese (1995): APP Info – Vereinszeitschrift der Arbeitsgemeinschaft für Präventivpsychologie. Nr. 71, Verlagspostamt, Wien.

GILBERT, Paul (1999): Depressionen verstehen und bewältigen. Hogrefe-Verlag, Göttingen.

HAUTZINGER, Martin (1999): Patientenbroschüre Depression – Information für Betroffene und deren Angehörige. Hogrefe-Verlag, Göttingen.

HELMCHEN, Hanfried / RAFAELSEN Ole J. / BAUER Michael (2001): Depression und Manie – Wege zurück in ein normales Leben. Georg Thieme Verlag, Stuttgart.

IMEDO (Stand 10.04.2009): Beschäftigungstherapie:
URL: http://www.imedo.de/practice/treatments/show/113-beschaeftigung

KLINIK St. Barbara (Stand Februar 2009): Klinische Gesundheitspsychologie:
URL: http://www.klinik-st-barbara.at/medzentrum/cms/index.php?page=800

LENZ, Bernd (2007): Die Schwester der Pfleger 03/07 – Depression. Bibliomed Medizinische Verlagsgesellschaft, Melsungen.

MAHNKOPF, Angela (2007): Umgang mit depressiven Patienten. Psychiatrie-Verlag, Bonn.

MEISE U. / SULZENBACHER H.(Stand 06.03.2006): Präsuizidale Entwicklung:
URL: http://www.buendnis-depression.at/Praesuizidale-Entwicklung.210.0.html

MENCHE, Nicole / LANGEN / HESSE (2004): Pflege Heute. 3. Auflage, Urban & Fischer Verlag, München.

MICHEL, Konrad (1989): Psychiatrie für Krankenpflegeberufe. Ferdinand Enke Verlag, Stuttgart.

NICOLE (2005): Auszeit 24 – Halte mich fest. LKH Rankweil

NUBER, Ursula (1994): Psychologie Heute – Die produktive Kraft der Depression. Beltz Verlag, Weinheim.

PÖLDINGER, Walter (Jahr unbekannt): Depression – Erkennen – Heilen. Lundbeck Arzneimittel, Wien.

REINERS, Holger (2008): Studioheft 50 – Themen fürs Leben. 50. Ausgabe, ORF-Landesstudio, Dornbirn.

WEB4HEALTH (Stand 10.04. 2009): Depressionen und körperliche Beschwerden:
URL: http://web4health.info/de/answers/bipolar-sym-bod-depr.htm

WEIDINGER, Hermann-Josef (1997): persönlicher Brief an Franz-Josef Köb

WOLFERSDORF, Manfred (1997): Depressionsstationen – Stationäre Depressionsbehandlung. Springer-Verlag, Berlin Heidelberg.

ZAPOTOCZKY, H.G. (1992): Depression – Wie erkennen? Wie behandeln? Hoffmann-La Roche, Wien.

ZEHENTBAUER, Josef (2006): Chemie für die Seele – Psyche, Psychopharmaka und alternative Heilmethoden. Antipsychiatrieverlag, Berlin.

6 Abbildungsverzeichnis

Abb. 1: „Suizid“ (Stand 13.11.2008): Seite 14

URL: http://www.freepler.de/userdaten/35409099/bilder/bbw_suizid.jpg

Abb. 2: „LUNDBECK Arzneimittel“ (Jahr unbekannt): Seite 19

Depressionen – Eine Information für Patienten und deren Angehörige.

Verlag unbekannt, Wien.

Abb. 3: “Der stille Therapeut“ (Stand 26.11.2008) Seite 24

URL: http://www.schule.rorschach.ch/potatoe/6de011/wald.jpg

Abb. 4: „Melisse“ (Stand 28.11.2008): Seite 25

URL: http://www.heilkraeuter.de/lexikon/melisse-06.jpg